LES MICRO-ORGANISMES

DANS LES

NÉOPLASMES PAPILLAIRES

PAR

Le Dʳ N. OUNKOVSKY

———

PARIS

A. PARENT, IMPRIMEUR DE LA FACULTÉ DE MÉDECINE

A. DAVY, Successeur

52, RUE MADAME ET RUE CORNEILLE, 3

—

1886

LES MICRO-ORGANISMES

DANS LES

NÉOPLASMES PAPILLAIRES

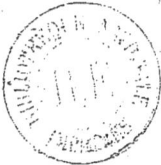

PAR

Le Dʳ N. OUNKOVSKY

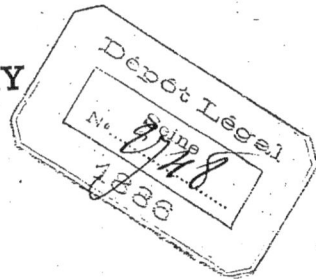

PARIS

A. PARENT, IMPRIMEUR DE LA FACULTÉ DE MÉDECINE]

A. DAVY, Successeur

52, RUE MADAME ET RUE CORNEILLE, 3

1886

LES MICRO-ORGANISMES

DANS LES

NÉOPLASMES PAPILLAIRES

PREMIÈRE PARTIE.

LES MICRO-ORGANISMES DANS LES NÉOPLASMES PAPILLAIRES.

C'est à M. Pasteur principalement que nous devons la possibilité d'étudier d'une manière plus précise le rôle des organismes inférieurs dans la production des maladies en général et des maladies contagieuses en particulier. Comme il n'y a pas longtemps que la méthode des recherches bactériologiques est introduite dans la science, les médecins, en grande majorité, qui ne la connaissent pas par leur expérience personnelle, sont très sceptiques à l'égard des résultats obtenus à l'aide de cette méthode. Il n'est même pas rare de les voir douter, non seulement des travaux qui ne correspondent pas aux résultats fondamentaux de la méthode, mais encore de ceux qui satisfont à toutes les exigences de la plus sévère critique.

Il est vrai que, lorsqu'il s'agit des maladies contagieuses aiguës, telles que, par exemple, la rechute de la fièvre typhoïde, l'ulcère de Sibérie, ou bien les maladies chroniques, comme la phtisie et la lèpre,—grâce au grand nombre des travaux scientifiques sur ce sujet,— les sceptiques, quoique ne trouvant pas tout à fait démontrée l'influence morbifique des bactéries, ne nient pas cependant leur présence et leur action dans ces maladies.

Personne ne contestera, sans doute, la possibilité d'obtenir le virus des produits pathologiques de l'ulcère de Sibérie ou de la tuberculose (Kock), avec des propriétés contagieuses déterminées. Mais l'idée de rencontrer des micro-organismes spécifiques dans des formes pathologiques, tels que les néoplasmes, et d'admettre la contagion de ces derniers, semblera *a priori* fantastique et inutile à la plupart des médecins.

Cependant, nous nous trouvons assez souvent en présence d'un néoplasme très simple qu'on considère en pathologie comme une forme hypertrophique, et qui, inoffensif d'ailleurs, se distingue d'un côté par son influence contagieuse et de l'autre par la tendance à la récidive.

Je veux parler du papillome. Des observations montrent que ces papillomes (verrues génitales) sont contagieux et peuvent se transmettre d'une personne à une autre. Les expériences connues de M. Kranz, sur la vaccination de ces verrues, dont le succès était reconnu par M. Neumann, ne sont pas cependant tout à fait convaincantes pour tous les auteurs tels que Kaposi, Hildebrand, qui, d'accord avec M. Peters, pensent que les expériences de Kranz n'étaient pas assez précises. Quoique l'influence contagieuse des papillomes ait été incomplètement démontrée et que les tentatives de Guntz, pour transmettre ces néoplasmes des organes génitaux sur la peau du dos aient été vaines, cependant, en pratique et en théorie, les néoplasmes papillaires de la peau et de la membrane muqueuse qui nous intéressent, sont, comme on sait, considérés comme accompagnant la blennorrhagie. On pense en général qu'ils se développent à la suite de cette dernière ou à la suite d'un ulcère mou qui en provient.

L'influence des causes mécaniques, exercée par le coït et l'irritation chronique des flueurs blanches sur les tissus sains et enflammés, est complètement laissée de côté. Qu'est-ce qui garantit alors le caractère contagieux de ces néoplasmes lorsqu'ils existent?

Pour ce qui est du virus de la blennorrhagie, on a pensé à l'existence d'un assez caractéristique parasite microscopique, quoiqu'on ne soit pas encore bien assuré de son action immédiate comme cause de la maladie.

Comme l'apparition des papillomes coïncide le plus souvent avec la blennorrhagie, il était tout naturel alors de se demander si les micro-organismes ne jouent pas un rôle quelconque dans l'étiologie des papillomes?

Pour éclairer un peu cette question, j'ai étudié quelques cas de papillomes.

Au mois de décembre dernier, un collégien de 17 ans est venu me demander de lui enlever deux verrues génitales qui s'étaient développées depuis un mois sur le feuillet interne du prépuce.

Le malade avait déjà eu un papillome provoqué par un accouplement avec une personne suspecte au mois de septembre 1884.

Cette verrue s'était complètement guérie en trois semaines. On fait prendre au malade un bain simple, après quoi, je lui ai lavé les organes génitaux,

les hanches avec une solution d'acide phénique ; puis
avec de l'éther et une solution à 5 0/0 d'acide phénique. Avec une brosse et du savon, nous avons très
soigneusement lavé les organes génitaux, la région
du pubis, les bourses, faisant tous nos efforts pour
que la surface des verrues soit bien nettoyée. A la
fin les dernières étaient enlevées à l'aide des ciseaux.

J'ai mis immédiatement une des verrues dans de
l'eau distillée et stérilisée, et l'autre, qui a servi pour
les recherches microscopiques, dans l'alcool absolu.

L'examen microscopique montra que le développement des condylomes consistait essentiellement en ce
qu'une anse vasculaire déjà formée, ou bien se for-
mant aux dépens du capillaire le plus voisin de la
muqueuse et quelquefois même aux dépens d'un ra-
meau vasculaire du tissu cellulaire sous-cutané, se
mettait à grandir et à se ramifier. Puis la couche muqueuse, soulevée par le développement des vaisseaux
et par l'accumulation de cellules arrondies dans le
tissu conjonctif, s'hypertrophie à la suite de la proli-
fération des cellules épithéliales. Mais ce qui caracté-
rise surtout les verrues, c'est l'énorme accroissement
des crevasses lymphatiques, qui sont très larges dans
quelques papillomes et dans d'autres, au contraire,
relativement plus petites et sans contenu spécial dans
la plupart des cas, mais pas toujours cependant. Si on
porte les coupes avec beaucoup de précautions sous le
microscope, on réussit quelquefois à conserver le contenu dans les cellules (fentes) lymphatiques élargies.
En l'examinant dans l'eau bien distillée, on voit qu'il
est formé de colonies très abondantes de micrococcus
qui sont soudés les uns aux autres (ce qui est même
très net) par une matière gélatineuse. Plus on s'ap-
proche de la base de la verrue, plus les cellules lym-

-phatiques sont larges et plus les colonies de micrococcus sont nombreuses.

A propos des micro-organismes des papillomes, je dois dire que je ne suis jamais arrivé à les colorer. Je n'ai du reste pas beaucoup insisté. Il est évident qu'on peut y arriver en employant une solution de fuchsine. Ils se colorent alors en violet foncé. Les cultures des micrococcus des papillomes ont donné d'excellents résultats. J'ai obtenu de splendides cultures, dont les micrococcus sont tout à fait semblables à ceux qu'on trouve sur des coupes de verrues.

Un malade de 18 ans avait de nombreux condylomes papillaires autour de la couronne du gland. J'ai sectionné le prépuce et j'ai enlevé les condylomes qui étaient fixés sur des pédicules tellement étroits qu'il n'était pas nécessaire pour les enlever d'employer la pince; un léger frottement avec le doigt ou un lavage à la brosse suffisait. Dans ce cas je n'ai donc pas eu la possibilité de désinfecter soigneusement l'endroit malade. Aussi les papillomes n'ont pas donné des cultures propres et blanches, comme cela a lieu ordinairement, mais des cultures d'un rose sale et d'une odeur désagréable. Quelques verrues seulement qui avaient été bien nettoyées et bien lavées ont donné des cultures pures. J'ai remarqué qu'on obtient des cultures bien plus rapides et plus pures lorsqu'on sème des parties prises au centre des verrues.

Une verrue dont le sommet était dirigé vers la masse gélatineuse nutritive, n'a pas donné de culture.

L'examen microscopique de ces dernières verrues a prouvé encore plus nettement l'existence des colonies de micrococcus dans les lymphatiques de la papille vasculaire. Les éléments du tissu conjonctif de

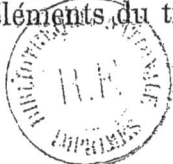

cette papille, sous l'influence, d'une part, de la pression de l'épithélium de la couche muqueuse croissant outre mesure par sa capacité prolifique, et, d'autre part, sous l'influence des colonies abondantes de micrococcus, s'étaient probablement atrophiés, car ils étaient peu abondants. Ils avaient une adhérence extrêmement faible à la masse colossale de l'épithélium, qui les entourait et se trouvaient refoulés vers la base de la verrue, en même temps que les énormes zooglées de micrococcus. Il me semble que ce sont les papillomes fixés isolément par un fin pédicule qui conviennent le mieux pour l'étude de ces micro-organismes.

Au mois de décembre 1884, j'ai examiné une collégienne de 12 ans, dont le nez enflait depuis deux ans. A la suite de cette enflure le nez a commencé à devenir difforme en même temps que la peau prenait une coloration pourprée ; des fosses nasales sortait abondamment une matière purulente, qui durcissait dans les parties profondes du nez et se colorait en vert sale. L'odeur de cette masse était modérément désagréable. Les fosses nasales étaient considérablement dilatées. Les narines étaient très fines, leur membrane muqueuse et celle de la cloison présentaient une grande différence de coloration avec la membrane muqueuse des parties supérieures qui était rouge sombre. La cloison était transparente tellement elle était amincie.

En même temps que tous ces phénomènes qui caractérisent *le rhinitidem atrophicam*, s'était développée autour de la narine gauche une rangée de condylomes papillaires.

A part l'état anémique de la malade pendant ces deux dernières années, l'état général était favorable.

La sœur aînée de la malade était atteinte de la
même maladie, mais sous une forme comparative-
ment moins avancée, et jouissait d'une santé admi-
rable. Le père est mort d'une maladie de cœur. La
mère est bien portante. En fermant pendant la nuit
les narines avec de l'ouate hydrophile salicylée et en
faisant des lavages désinfectants pendant deux mois,
l'état de la malade s'est considérablement amélioré
et en même temps a commencé la disparition de condylomes papillaires; j'ai enlevé seulement deux de
ces condylomes, qui commençaient à s'atrophier.
L'examen microscopique et les cultures ont abouti
aux mêmes résultats que dans les cas précédents.
Jusqu'à présent je n'ai pas réussi à expliquer le rôle
contagieux des micro-organismes, sur la surface qu'ils
occupent. Mais si les expériences de vaccination don-
naient un résultat définitif, on pourrait alors s'expliquer non seulement les causes des propriétés contagieuses de cette forme de maladie, mais on pourrait
encore, il me semble, éclaircir en quelque sorte l'é-
tiologie et l'origine des néoplasmes en général.

Des études de simples excroissances telles que cel-
les-là on pourrait peut-être aller plus loin.

DEUXIÈME PARTIE

RÉSULTATS DE L'INOCULATION AUX ANIMAUX DE MICROBES DES PAPILLOMES DE L'HOMME

Dans la 1re partie, intitulée « Les micro-organismes dans les néoplasmes papillaires, » j'ai dit quelques mots de mes tentatives infructueuses pour expliquer à l'aide des inoculations le rôle des micro-organismes dans la contagion des verrues génitales. J'ai exprimé en même temps mon espérance de voir les résultats de ces inoculations, si elles réussissaient, éclaircir l'étiologie des néoplasmes en général. Une fois l'étiologie des verrues génitales comprise, il nous serait possible d'étendre les notions obtenues par les recherches expérimentales aux néoplasmes papillaires d'autre origine se rencontrant dans les différentes régions anatomiques.

Il est des excroissances, connues sous le nom de tumeurs, ressemblant aux choux-fleurs, qui peuvent atteindre de très grandes dimensions : elles sont quelquefois plus contagieuses que les néoplasmes épithéliaux. Ainsi M. le professeur Sklifassovsky en a enlevé une de la grosseur d'une tête d'enfant. Elle s'était developpée à la surface des deux ovaires, embrassait l'utérus, la surface antérieure du rectum, la partie mobile d' S Romani et adhérait au tissu cellulaire de la paroi abdominale. Dans ma première brochure, j'ai présenté un cas de tumeur mamillaire siégeant sur tout le bord de la narine pendant le rhinitis atrophica ; il y a un mois et demi, j'ai enlevé chez le même malade du même endroit, une nouvelle tumeur mamillaire, récidive de la précédente, parce qu'on a arrêté le traitement pendant quatre mois. L'examen macroscopique et microscopique, ainsi que les cultures des microbes de ces excroissances mamillaires, m'ont montré qu'elles ne se distinguaient en rien des verrues génitales. Comme pour confirmer cette observation, Löwenberg a trouvé dans le rhume fétide un microbe qu'il appelle oscœnacoccus et qu'il dit spécifique de cette maladie. Le professeur Lang a rapporté un cas dans lequel, sur des cicatrices après les pustules purulentes de variole, s'étaient développés des papillomes pointus. On fut obligé d'endormir le malade et de lui faire subir une très longue opération pour les enlever. Il m'a semblé que l'étude de ces cas, poussée dans la même direction que j'ai suivie pour l'étude des condylomata acuminata, pouvait servir à généraliser leur étiologie.

En poursuivant avec persévérance les expériences sur l'inoculation des cultures des microbes des papillômes, j'ai obtenu des résultats positifs chez les lapins, les chiens et les porcs. Pour faire comprendre ces résultats, je citerai la première et la dernière de mes expériences. Ayant obtenu une seconde culture, je la délayai dans de l'eau distillée et stérilisée, et j'injectai le liquide trouble dans les bourses d'un lapin. La réaction fut très faible au niveau de la blessure ; elle consista en une légère rougeur et un léger œdème de la peau ; le troisième jour il y eut une desquamation considérable de la couche cornée. Tout disparut sauf une infiltration peu considérable de la peau. Mais trois semaines après, à la même place où la piqûre avait été produite, commencèrent à se développer deux nodules d'une grosseur d'un grain de chanvre, assez dures et rougeâtres ; ces nodules s'allongèrent et prirent la forme d'une épine. Leur couleur grisâtre leur donnait plutôt l'apparence d'une corne que d'une excroissance mamillaire. Comptant alors voir grandir ces excroissances et surtout en voir développer de nouvelles à leur voisinage (quelques autres petites apparaissaient en effet déjà), je résolus d'attendre afin d'avoir pour mon examen microscopique une pièce plus développée, et par conséquent plus commode à examiner et d'en recevoir des cultures de la seconde série. Mais le lapin emporta avec ses dents le sommet des verrues ; sur chacune des deux surfaces ainsi déchirées apparut un point sanguin indiquant la rupture d'un vaisseau de l'excroissance. Le lendemain les deux verrues étaient détruites jusqu'à leur base par les dents du lapin. Du reste, dès leur apparition, l'animal avait bien paru inquiet, excité, éprouvant probablement une sensation de démangeaison au niveau de l'inoculation. Il rongea et lécha constamment cette surface jusqu'à ce qu'elle fût devenue normale et que toutes les excroissances qui vinrent à paraître aient été atrophiées.

Je fis ma dernière expérience sur un jeune porc ; je lui injectai sous la peau du ventre une seconde culture (masse nutritive délayée). La réaction locale fut encore plus faible dans ce cas que dans le précédent. Au bout de trois semaines (18 août au 9 septembre) apparurent autour de la piqûre, sur la peau légèrement épaissie, œdémateuse, à la distance de 1 1/2 à 2 centimètres, quatre verrues. Elles tranchaient, par leur coloration rosée, sur le fond blanc du reste de la peau. Une de ces excroissances se mit à grandir considérablement, aussi bien en largeur qu'en hauteur, jusqu'à 6 millimètres. Sa surface devint inégale. Une semaine et demie après que j'eus constaté pour la première fois le développement de ces verrues, j'enlevai la plus développée pour l'examiner au microscope ; je n'attendis pas son parfait développement parce que les trois autres commençaient à s'atrophier un peu ; la disparition rapide des excroissances artificielles peu de temps après leur apparition m'avait déjà empêché plusieurs fois d'en profiter pour les recherches anatomo-pathologiques. L'examen microscopique me montra que la verrue enlevée était tout à fait analogue par sa structure aux condylomes papillaires.

Les expériences faites pour infecter la membrane muqueuse chez les animaux ont beaucoup moins réussi. Malgré les nombreuses tentatives que j'ai faites pour introduire les cultures sous la membrane muqueuse de la bouche, du nez, du vagin ou des yeux, je n'ai constaté qu'une fois le développement d'une verrue papillaire chez un porc et encore n'était-ce point sur la membrane muqueuse proprement dite, mais à son point de réunion avec la peau. Je suis disposé à attribuer ces résultats négatifs à l'insuffisance des procédés d'inoculation.

A propos des deux expériences décrites plus haut, on peut se poser une question : pourquoi ces excroissances artificielles provoquées chez les animaux sont-elles si peu durables ? Je ne puis répondre que par une supposition, basée cependant sur quelques données. N'est-il pas possible d'expliquer cette disparition relativement rapide des excroissances mamillaires par l'action des phagocites du professeur Metchnikoff ? J'ai déjà rappelé que ces excroissances se développaient chez les animaux, sur la peau un peu œdématiée et qu'au fur et à mesure qu'elles disparaissaient la peau reprenait son aspect normal. Ce

petit œdème de la peau n'indique-t-il pas la lutte qui
se produit dans son intérieur entre les éléments du
tissu et les microbes introduits artificiellement entre
ces derniers et les petits corps incolores, phagocites
de Metchnikoff. D'après cette supposition, la plus
grande quantité de microbes est dans la base des
papillomes, où on peut, en effet, les trouver sous
forme de zooglées immenses.

En me fondant sur ce que j'ai dit plus haut, je
suppose que l'inoculation aux animaux de cultures
pures de microbes des condylomes papillaires de
l'homme peut provoquer chez eux la formation de
semblables excroissances mamillaires. Mais pour
reconnaître à ces microbes une spécificité absolue,
il faut exclure le développement des mêmes formes
sous l'influence des irritations simplement mécaniques ou chimiques. Ce travail de vérification est
d'autant plus indispensable qu'on a commencé à se
servir de termes tels que verrues du noir de fumée
(ce qui indique tout à fait leur origine mécanique),
quoiqu'on ne sache pas encore comment le noir de
fumée, le goudron, l'acide phénique, la paraffine, le
tabac peuvent favoriser le développement des néoplasmes. En littérature on attribue à ces causes une
très grande importance, plus grande peut-être
qu'elles ne méritent. Ainsi dans sa brochure, K.
Schuchardt, parlant des cancers formés sur les tissus
muqueux et cutanés chroniquement enflammés, in-
siste sur ce fait que tel ou tel malade fume beaucoup.
Quoique M. K. Schuchardt soit de l'avis de M. Vol-
kmann, qui considère la malpropreté comme la prin-
cipale cause du développement des cancers, il
emploie dans sa brochure les expressions de — cancer du goudron — cancer de la paraffine. Pour ce qui

est de l'épithélioma des fumeurs dont parle M.
K. Schuchardt, je puis opposer aux faits qu'il cite
des cas qui se sont présentés à Saint-Pétersbourg, à
M. le professeur Sklifassovsky ; parmi les gens qu'il
a opérés du cancer de la lèvre inférieure, il y avait
beaucoup de vieux religieux qui, comme on le sait,
ne fument jamais.

Comme je l'ai dit dans mon travail sur « les microbes dans les néoplasmes papillaires », j'espérais
trouver de nouveaux faits destinés à éclaircir l'étiologie des néoplasmes en général. M. le professeur A.
J. Lebedev, en parlant de l'étiologie du cancer, fait
remarquer très justement que la théorie de Cohnheim
a ouvert un nouvel horizon à la pathologie ; mais cependant sa théorie n'explique rien quant à la cause
d'apparition de néoplasmes malins. Pendant ces
trois dernières années, on a déjà commencé à remarquer le caractère contagieux du cancer. Ainsi, en
citant un cas du professeur Virchow dans lequel un
cancer de l'estomac ayant traversé la surface de l'or-
gane, avait donné naissance à des îlots cancéreux
disséminés sur les ligaments de la matrice, comme
étant le résultat de l'ensemencement de la vessie,
M. Kraske compare ce cas avec les cas analogues qu'il
a vus, et indique le caractère contagieux des cancers [1].

M. Nedopil considère, *a priori*, le cancer et le sarcome comme des produits de la même substance
contagieuse donnant, suivant les tissus dans lesquels
elle se développe, des néoplasmes différents. Nedopil
affirme hautement la possibilité de transmission du
virus cancéreux d'une personne à une autre, et pense
le démontrer par l'inoculation du cancer aux ani-

---

[1] *Centralblatt für Chirurgie*, 1884, n° 47.

maux. Il regarde en même temps le virus cancéreux comme intermédiaire entre le virus de l'infection purulente et celui de la syphilis ? M. Thyri cite même un cas de contagion directe chez un malade de 57 ans, par suite du contact d'une plaie avec une surface cancéreuse (cancer encéphaloïde par inoculation).

Ayant en possession les résultats de mes recherches sur les papillomes, j'ai fait deux expériences relatives à des néoplasmes plus malins.

M. le professeur Sklifassovsky ayant enlevé un sarcome du coin de la bouche et des joues, j'ai coupé le ganglion du milieu et l'ai mis dans la masse gélatineuse nutritive. J'ai fait la même chose avec un ganglion lymphatique cancéreux du creux de l'aisselle. Dans les deux cas, j'ai eu des cultures de microbes. Dans le cas de sarcome, les bourgeons ont paru dès le troisième jour ; dans le cas du cancer, dès le cinquième. L'aspect des cultures était différent : l'examen microscopique a révélé de grandes différences entre les microbes résultant de ces cultures. Cette différence entre les microbes du sarcome et du cancer me permet d'éveiller la question de leur spécificité. J'ai fait deux expériences d'inoculation avec les cultures obtenues et, quoique les résultats m'engagent à pousser plus avant ces recherches, je ne puis le faire dans cette brochure. Je suis obligé, pour faire une description complète des verrues papillaires, du sarcome et du cancer, d'attendre que les cultures de ces deux dernière formes soient mieux connues ; je publierai alors les figures nécessaires.

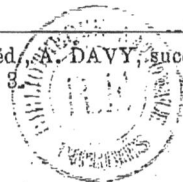

Paris.. — Typ. A. PARENT, imp. de la Fac. de méd., A. DAVY, succr, 52, rue Madame et rue Corneille 3.

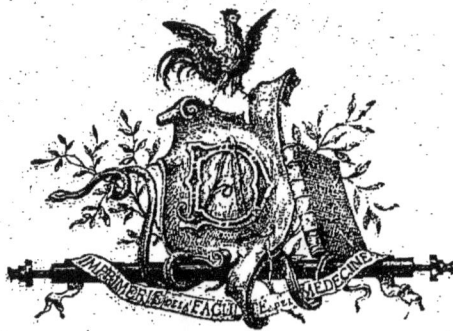

IMPRIMERIE DE LA FACULTÉ DE MÉDECINE